AF467189

DE LA

DYSPNÉE URÉMIQUE

COMME SYMPTÔME PRIMITIF

DE LA NÉPHRITE LATENTE

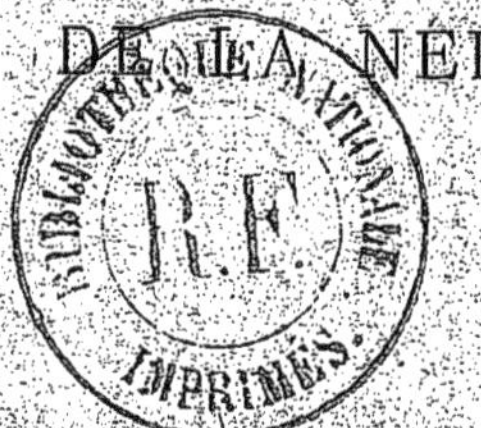

PAR

Octave HERVIER,

Docteur en médecine de la Faculté de Paris,
Ancien externe des hôpitaux de Paris,
Médaille de bronze de l'Assistance publique.

PARIS
A. PARENT, IMPRIMEUR DE LA FACULTÉ DE MÉDECINE
29 ET 31, RUE MONSIEUR-LE-PRINCE, 29 ET 31

1877

Td 117
8

DE LA

DYSPNÉE URÉMIQUE

COMME SYMPTOME PRIMITIF

DE LA NÉPHRITE LATENTE

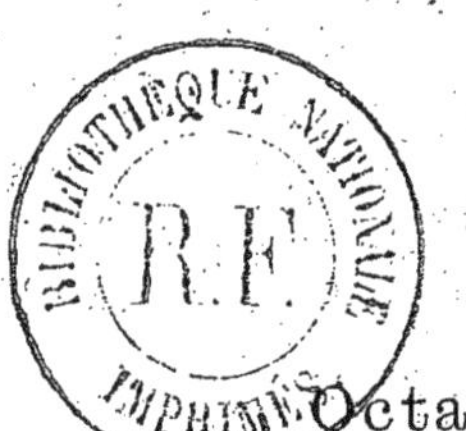

PAR

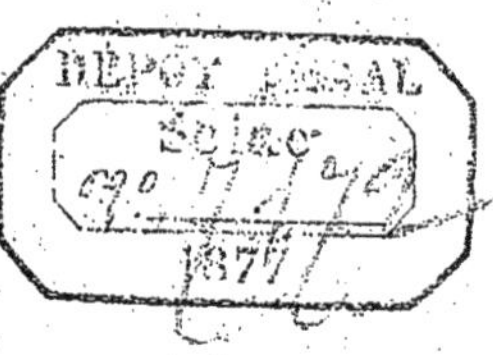

Octave HERVIER,
Docteur en médecine de la Faculté de Paris,
Ancien externe des hôpitaux de Paris,
Médaille de bronze de l'Assistance publique.

PARIS
A. PARENT, IMPRIMEUR DE LA FACULTÉ DE MEDECINE
29 ET 31, RUE MONSIEUR-LE-PRINCE, 29 ET 31

1877

Td 117/82

A LA MÉMOIRE

DE MON PÈRE

A MA MÈRE

A MA SŒUR, A MON FRÈRE

A MES PARENTS

A MES AMIS

A MON PRÉSIDENT DE THÈSE

M. LE PROFESSEUR LASÈGUE

Membre de l'Académie de médecine,
Médecin de la Pitié,
Officier de la Légion d'Honneur.

A MES MAITRES DANS LES HOPITAUX DE PARIS

INTRODUCTION.

Si les néphrites s'accompagnent ordinairement d'un ensemble de symptômes qui leur donne une physionomie caractéristique et qui permet d'en reconnaître facilement et l'existence et la marche, il est cependant parmi les différentes variétés que peuvent présenter ces affections une forme qui, par suite de son début lent et insidieux, et de l'absence de tout symptôme marqué, peut être méconnue pendant longtemps et même quelquefois jusqu'à la mort du malade.

Nous voulons parler de la néphrite latente.

Cette maladie qui est assez commune et dont les auteurs ont recueilli de nombreuses observations, peut révéler son existence de différentes manières : nous avons eu l'occasion d'observer un mode de début tout particulier de cette affection, la *dyspnée*, qui jusqu'ici n'avait pas été signalé par les auteurs, ou sur lequel du moins ils n'ont pas insisté.

Dans les conférences qu'il a inaugurées en 1876 à l'hôpital de La Pitié, M. le Dr Dumontpallier a beaucoup insisté pour attirer l'attention de ses élèves sur cette variété de néphrite latente, à forme dyspnéique, dont étaient atteints deux malades de son service. Nous avons observé ces deux malades qui nous ont vivement frappé, et c'est alors que nous avons eu l'idée de grouper autour de ces deux faits ceux de même nature que nous pourrions rencontrer dans les auteurs. Nous n'avons certes pas la prétention de résoudre cette question encore peu connue, mais si faible que soit notre concours, nous serons fier si nous avons pu contribuer à fixer la science sur un point qui offre un si grand intérêt.

Nous sommes heureux de pouvoir remercier ici notre savant et excellent maître, M. le Dr Dumontpallier, pour les conseils qu'il a bien voulu nous donner et pour les observations qu'il nous a communiquées.

DE

LA DYSPNÉE URÉMIQUE

COMME SYMPTÔME PRIMITIF

DE LA NÉPHRITE LATENTE

La néphrite latente est connue depuis longtemps. Dans un mémoire fort important qu'il publia en 1831 sur la maladie de Bright, Gregory (1) insiste sur la marche souvent lente et insidieuse de cette affection. En 1838, Martin-Solon (2), dans son ouvrage sur l'albuminurie, dit que dans certains cas la maladie des reins, en quelque sorte latente, ne se traduit au dehors que par la présence de l'albumine dans les urines, mais que celle-ci ne fixant point l'attention du malade n'est qu'accidentellement reconnue par le médecin. Plus tard, Rayer (3), dans son traité des maladies des reins, rapporte plusieurs cas de néphrite latente et, à ce sujet, il s'exprime ainsi : « Il m'est démontré qu'un grand nombre de néphrites

(1) Gregory. The Edimbourg med. and surg. Journal, octobre 1831.
(2) Martin-Solon. De l'albuminurie. Paris 1838.
(3) Rayer. Traité des maladies des reins. Paris 1840.

chroniques, surtout lorsque la maladie n'attaque qu'un des reins, ne peuvent être soupçonnées pendant la vie sans un examen très-minutieux de la secrétion urinaire.» Deux ans après, en 1841, Becquerel (1) fit paraître la séméiotique des urines où il consacre un chapitre à l'étude des formes latentes de la maladie de Bright et relate deux cas observés par Grisolle, alors médecin du Bureau central des hôpitaux.

Nous n'avons pas ici l'intention de faire l'historique de cette forme de néphrite; il nous suffirait pour cela de citer tous les auteurs qui se sont occupés de la maladie de Bright depuis une trentaine d'années. Si nous avons rappelé ceux qui les premiers traitèrent des maladies des reins, c'est seulement pour faire remarquer que dès la découverte de Bright, l'attention avait été attirée sur la néphrite latente dont nous nous occupons aujourd'hui.

Les auteurs ne paraissent pas d'accord sur la fréquence de cette affection. Grisolle (2) la considère comme très-rare. Pour M. le Dr Lancereaux (3) cette variété de néphrite n'existerait pour ainsi dire pas et si, dit-il, certains auteurs ont pu croire que cette affection débutait quelquefois par des convulsions ou par quelque autre symptôme urémique, c'est uniquement parce que les phénomènes précurseurs leur avaient complètement échappé.

Cependant, ces faits ont été considérés comme très-communs par quelques-uns, ainsi le médecin anglais Simon prétend que le mal de Bright est bien plus fré-

(1) Becquerel. Séméiotique des urines. Paris 1841.
(2) Grisolle. Traité de path. int., t. II.
(3) Lancereaux, Art. Rein, Dict. des sciences méd.

quent qu'on ne le croit et il pense que cette affection est tout aussi commune que la phthisie. Frerichs, de son côté, regarde comme latentes toutes les néphrites qui ne s'accompagnent pas d'œdème ni d'hydropisie, et d'après un relevé statistique d'observations avec autopsie de divers auteurs (Gregory, Christison, Rayer, Becquerel, Martin-Solon, Bright, Malmsten, Frerichs), il trouve que sur 220 cas de mal de Bright il y en a 45 sans œdème, c'est-à-dire près d'un cinquième. Pour M. le Dr Imbert-Gourbeyre (1), qui partage la même opinion que Frerichs, la proportion serait encore plus considérable ; il porte à un bon tiers et peut être même à la moitié le nombre des cas ne présentant jamais d'œdème.

Nous accordons parfaitement que le chiffre des maladies de Bright, sans œdème, soit aussi élevé que le prétendent ces deux derniers auteurs, mais nous ne pouvons admettre que tous les cas qui ne sont pas accompagnés d'œdème soient des néphrites à forme latente. Becquerel, cependant, était à ce point de vue du même avis que Frerichs et M. le Dr Imbert-Gourbeyre ; il dit, en effet, qu'il comprend sous la dénomination de formes latentes, les cas divers de maladie de Bright, dans lesquels il n'y a pas d'hydropisies. Malgré cela, nous croyons que l'absence d'œdème ne suffit pas à elle seule pour caractériser la forme latente et que, par conséquent, le nombre de ces maladies doit être bien plus restreint qu'ils ne veulent l'admettre. Si, en effet, les individus atteints de cette affection présentent divers phénomènes, tels que : troubles du côté de la vue, céphalalgie, changement de

(1) Imbert-Gourbeyre. De l'albuminurie puerpérale. Mémoires de l'Acad. de méd. Paris 1856.

caractère, torpeur intellectuelle, désordres gastro-intestinaux, amaigrissement, état cachectique, nous ne pouvons pas cependant laisser de côté cet ensemble de symptômes, sans essayer de lui assigner une cause et, quoiqu'il n'y ait pas d'œdème, nous pensons qu'à l'heure actuelle l'état de la science est assez avancé sur cette question et que les observations sont assez nombreuses pour que tous ces faits suffisent à attirer du côté des reins, l'attention de tout médecin exercé et lui permettent de porter un diagnostic certain. Pour nous, la néphrite latente est celle qui laissant la personne atteinte dans un état de santé excellent, en apparence du moins, ne se révèle par aucun symptôme capable d'attirer l'attention ni du malade, ni du médecin, jusqu'au jour où un accident imprévu, mais terrible, vient dévoiler les désordres que la maladie a faits en silence.

L'individu atteint de néphrite latente est, on le sait, saisi quelquefois subitement sans qu'aucun symptôme prodomique puisse le faire prévoir des accidents les plus graves et qui la plupart du temps sont mortels. Parmi ces accidents qui sont très-variés, les uns sont sous la dépendance de lésions organiques, comme l'hémorrhagie cérébrale, par exemple, qui peut être une des premières manifestations de cette affection, et dont tout récemment encore nous observions un cas dans le service de M. le Dr Dumontpallier, à l'hôpital de La Pitié. Pour les autres accidents, ils apparaissent et souvent occasionnent la mort du sujet sans que pendant la vie et même après la mort, on puisse trouver une lésion qui explique la terminaison fatale qui est survenue.

Ces dernières complications de la néphrite latente sont

dues à une affection de nature spéciale que l'on désigne sous le nom d'urémie.

Disons tout d'abord que ces troubles urémiques ne s'observent pas seulement comme conséquence de la maladie de Bright, mais aussi de toutes les affections qui s'opposent à la libre excrétion de l'urine, kystes des reins, tumeurs comprimant les uretères, etc

Quoique cela ne rentre pas directement dans notre sujet, nous croyons cependant qu'il n'est pas tout à fait hors de propos de rappeler que cette année même nous avons observé, chez une malade, une hématocèle tellement volumineuse (elle occupait l'abdomen jusqu'au dessus de l'ombilic), qu'elle comprimait les deux uretères. Par suite, elle amena chez la malade des troubles urémiques à forme convulsive qui se terminèrent par la mort.

Les accidents nerveux de l'urémie qui maintenant sont bien connus, grâce surtout aux travaux qui ont été faits à notre époque, n'avaient pas échappé aux anciens observateurs Arétée, Van Helmont, en 1610, décrivirent les accidents cérébraux consécutifs à la néphrite. Morgagni (1) paraît les rapporter à une altération du sang : « concreto autem jam renibus calculo, sicuti haud raro « inde obstaculum fit lotio, minusque propterea serum « inutile e sanguine eliminatur, ita hoc redundare in ce- « rebrum potest. » Les troubles dyspnéiques qui surviennent quelquefois à la suite de lésions des organes urinaires les avaient également frappés, ainsi Th. Bartholin (2) parle d'un homme mort après avoir éprouvé

(1) Morgagni. Sermo de suppressione urinæ, XLI lettre.

(2) Bartholin (Th.). Cent. II, hist. 32 cité par Bonnet, Sepulcretum, t. I, p. 711.

une forte dypsnée, et chez lequel on trouva un calcul de la grosseur du pouce dans l'uretère du côté droit. Blaes (1) parle d'une manifestation du même genre survenue à la suite d'une affection des reins : « Febr. 13, « anno 1669. Anatomico meo cultro, subjecerunt amici, « virum 60 annorum, emaciatum omnino, qui ante 26 an- « nos, venenum aliquod assumpserat et a quo tempore « variis malis affligi cœpit, asthmate imprimis quod etiam « ultimis vitæ annis adeo grave ut ne verbum quidem pro- « ferre valuerit cujusvis ab adstantibus intelligi posset. » A l'autopsie, on trouva un épanchement purulent dans la plèvre gauche, le rein droit était petit, rempli de pus, le rein gauche contenait du sable. Quoique cette observation soit bien incomplète, nous croyons que l'on doit attribuer à la lésion des reins les symptômes qui ont apparu du côté des organes respiratoires, car la date ancienne de ces accidents, 26 ans, ne permet pas de leur assigner pour cause l'épanchement purulent qui fut constaté à l'autopsie dans la plèvre. Du reste, il n'existait que d'un seul côté.

L'urémie, comme manifestation symptomatique n'est donc pas une découverte récente. Elle était bien connue des anciens, mais il manquait à cet assemblage de symptômes une explication scientifique, et c'est aux savants de notre siècle que nous devons les théories qui ont actuellement cours dans la science.

A notre époque, ce fut Bright (2) qui, le premier, en 1827, dans la description qu'il donne de la néphrite parenchymateuse, attira l'attention sur les convulsions, sur

(1) Blaes, cité par Bonnet, sepulcretum, t. I, p. 536.
(2) Bright. Obs. 18. Guy's hosp. 1840.

l'état apoplectique et sur l'épilepsie qui peuvent apparaître dans son cours. Il mentionne aussi les accidents particuliers qui existent quelquefois du côté des organes respiratoires sans que l'on puisse trouver dans la poitrine aucun phénomène stéthoscopique qui en rende compte ; il en donne, dans son ouvrage, une observation détaillée, et il les rapporte à une lésion nerveuse indépendante du parenchyme pulmonaire. Comme on le voit, Bright ne fait que constater les faits, sans en donner la cause.

Ce ne fût qu'en 1833 que Wilson (1), se basant sur les recherches de Bostock et de Christison qui avaient trouvé, dès 1830, de l'urée dans le sang, émit, le premier, l'idée d'attribuer à l'accumulation de ce corps dans le sang, la production de tous les accidents nerveux qui viennent quelquefois compliquer l'albuminurie ; il lut, à ce sujet, au collége des physiciens de Londres, un travail où il explique, par une altération du sang, d'origine rénale, un certain nombre de faits de mort subite ; allant plus loin, il n'hésita pas à les rapporter à l'action sur les nerfs de l'urée en plus, et de l'albumine en moins (hypo albuminose). Depuis lors, ces accidents furent étudiés par Addison et Rayer tout d'abord, puis par tous ceux qui traitèrent des lésions des organes urinaires. Toutefois, ce fut seulement en 1847 que M. le professeur Piorry (2) donna à tous ces accidents la dénomination d'urémiques qu'ils ont conservée jusqu'ici. Depuis, M. le professeur Gubler (3) a proposé de les désigner sous le nom d'uri-

(1) Wilson. London gaz. med. 1833.
(2) Piorry. Méd. clin., t. III 1847.
(3) Gubler. Dict. encycl. des sc. méd. Art. Albuminurie.

némiques. Ce mot, qui n'a pas été adopté, serait plus juste, selon nous, puisqu'il est fort probable, d'après la théorie que Schottin (1) a exposée le premier, que l'altération du sang est due à l'accumulation de tous les principes entrant dans la composition de l'urine.

En France, c'est surtout aux travaux de M. les professeurs Lasègue, G. Sée, Gubler et de M. le Dr Fournier, que nous devons la connaissance des différentes complications qui surviennent sous l'influence de l'urémie. Parmi elles, il en est une, bien plus rares que toutes les autres et bien moins connue, la dyspnée.

Observée comme nous l'avons vu par quelques auteurs anciens, elle fut signalée par Bright, Heaton, Christensen, Samuel Wilks; nous en retrouvons ensuite la description dans les thèses de MM. les Drs Piberet (2) et Pihan-Dufeillay (3); mais ce ne fut qu'en 1863, après que M. le Dr Fournier (4) eut complètement décrit la forme dyspnéique de l'urémie et l'eût classée parmi les manifestations rares de cette affection à côté de la forme délirante, que la dyspnée urémique prit définitivement rang dans la science. Mais ces différents auteurs, dans la description qu'ils en donnent, ne la signalent pas du tout comme pouvant être le premier symptôme de la néphrite. Ce n'est qu'en 1869 que nous trouvons le fait rapporté, pour la première fois, par M. le Dr Cornil (5), et encore n'est-ce qu'en passant. Parlant des complications que peut faire naître l'urémie du côté des organes

(1) Schottin. Arch. de Vicrordt 1853.
(2) Piberet. Thèse de Paris 1855.
(3) Pihan-Dufeillay. Th. de Paris 1861.
(4) Fournier. De l'urémie. Th. d'agrég. Paris 1863.
(5) Cornil. Des diff. esp. de néphr. Th. d'agr. Paris 1869.

respiratoires, il rapporte que dans une communication orale, M. le Dr Fournier lui a dit avoir vu un cas d'urémie à forme dyspnéique primitive, dans lequel les phénomènes de dyspnée précédèrent tous les autres symptômes de la néphrite. Nous regrettons de n'avoir pas cette observation qui serait venue ajouter un fait de plus à l'appui de la thèse que nous soutenons.

M. le Dr Lecorché (1), dans l'excellent Traité qu'il a publié sur les maladies des reins, ne parle pour ainsi dire pas de cette dyspnée primitive ; il dit seulement que « l'urémie respiratoire peut se montrer à une époque peu avancée de la néphrite parenchymateuse qui en constitue la condition étiologique, alors que cette néphrite parenchymateuse n'a point encore été reconnue. » M. le Dr Lancereaux, dans l'article qu'il consacre à l'étude des lésions rénales dans le Dictionnaire des sciences médicales, signale de son côté l'attaque de dyspnée comme pouvant se présenter tout d'abord comme le symptôme le plus important de la néphrite interstitielle. Assez souvent, en effet, c'est cette complication qui attire en premier lieu l'attention, mais elle peut être non-seulement le premier, mais aussi quelquefois le seul phénomène qui vienne dévoiler la présence de la néphrite. C'est ce qui semble ressortir des observations que nous avons trouvées dans les auteurs, et de celles que nous avons recueillies nous-même, et que nous allons soumettre à l'appréciation de nos juges.

Dans la thèse que M. le Dr Piberet a publiée en 1855, sur les accidents du système nerveux dans la maladie de

(1) Lecorché. Traité des malad. des reins. Paris 1875.

Bright, nous trouvons une observation qu'il relate sans lui attribuer de signification, ce qu'explique parfaitement la connaissance imparfaite que l'on avait à cette époque des troubles urémiques, mais par suite de l'analogie qui existe entre ce fait et ceux que nous publions ensuite, nous croyons pouvoir le considérer comme un cas de dyspnée primitive chez un individu atteint de néphrite latente. En effet, M. le Dr Piberet rapporte que étant à l'hôpital Lariboisière, dans le service de M. le Dr Horteloup, il fut témoin du fait suivant : Une femme d'une quarantaine d'années, qui n'avait jamais eu d'œdème, disait-elle, et qui n'en présentait pas pour le moment, était affectée d'une grande gêne de la respiration, allant jusqu'à l'orthopnée, tandis que l'oreille appliquée sur la poitrine entendait d'une façon parfaitement nette le murmure vésiculaire, très-pur partout et de force normale ; le doigt, porté aussi loin que possible à l'ouverture du larynx, ne sentait aucun œdème. L'asphyxie était imminente, aussi la trachéotomie fut-elle pratiquée séance tenante ; néanmoins la malade mourut entre les mains de l'opérateur.

A l'autopsie on trouva les poumons et le cœur parfaitement sains. Il n'y avait absolument rien au larynx ni en aucun point de la poitrine. On ne rencontra ni œdème ni hydropisie nulle part. Malheureusement les reins qui, nous le croyons, auraient pu fournir l'explication de tous les symptômes qu'avait présentés cette malade, ne furent pas examinés. M. le Dr Piberet, en rapportant ce fait, dit qu'il regrette cet oubli, et qu'en pareille circonstance, il serait bon de rechercher la maladie de Bright ;

nous sommes parfaitement de cet avis, et certainement dans le cas présent elle devait exister.

Nous trouvons ensuite dans les mémoires de la Société médicale des hôpitaux de 1867 plusieurs observations que nous allons reproduire. La première est due à une communication de M. le Dr Herard.

Observation I. — Le malade dont il s'agit était âgé de 37 ans. Il s'était toujours bien porté, quand, 4 ou 5 ans avant le début de l'affection dont il fut atteint, il contracta l'habitude des liqueurs fortes, particulièrement du genièvre et de l'absinthe. Toutefois les excès qu'il commit n'avaient amené, en apparence du moins, aucun désordre grave dans sa santé et ce n'est que 3 mois avant son entrée à l'hôpital, alors qu'il s'était un peu corrigé de ses habitudes vicieuses, que se déclarèrent les premiers accidents.

En même temps que ses parents et ses amis remarquaient un changement notable dans son caractère, qui était devenu d'une irritabilité extrême, le malade accusait une céphalalgie intense et continue, qui occupait tantôt un côté de la tête, tantôt l'autre, parfois toute la région frontale. Outre ces symptômes, il se plaignait à la même époque d'un *sentiment d'oppression* qui se manifestait à certains moments sans cause appréciable, en dehors de tout mouvement de toute fatigue; bientôt apparaissaient des vomissements rares et alimentaires au début, plus tard fréquents et bilieux, une certaine difficulté à s'exprimer, et une grande faiblesse dans les membres.

C'est à ce moment que ce malade entra dans le service de M. le Dr Hérard à l'hôpital Lariboisière. Cet homme qui était pâle et sans fièvre prétendait avoir beaucoup maigri depuis quelque temps. Il avait une inappétence marquée pour les aliments, un enduit blanc jaunâtre de la langue, avec teinte subictérique des sclérotiques, des nausées, des vomissements bilieux fréquents et pénibles, de la constipation. Il existait une oppression marquée sans toux, sans expectoration. L'examen des organes thoraciques ne révélait aucune affection du cœur, ni des poumons. Le malade se plaignait de céphalalgie frontale et d'hallucinations de la vue. Du reste l'intelligence était parfaitement saine.

Aucun antécédent syphilitique.

A l'examen des urines, on constata la présence d'une grande quantité d'albumine.

Pendant quelques jours l'état du malade resta à peu près stationnaire, puis tout à coup éclatèrent des symptômes d'une excessive gravité. Ce furent un délire d'abord nocturne et tranquille, puis bientôt continu et violent, avec agitation de tout le corps, embarras de plus en plus prononcé de la parole, pupilles fortement contractées, pouls petit, fréquent, sans chaleur à la peau

BIBLIOTHÈQUE NATIONALE R.F. IMPRIMÉS

anhélation extrême, langue sèche, recouverte d'un enduit brunâtre, constipation persistante, ventre souple, sans taches lenticulaires, diminution des urines et rétention.

Dans les derniers jours, agitation alternant avec l'assoupissement, céphalalgie, soubresauts des tendons, congestions oculaires, langue et lèvres tout à fait sèches et fuligineuses, urines rares fortement albumineuses.

Jamais ce malade ne présenta d'œdème.

Le phénomène le plus remarquable fut la fréquence de la respiration. A certains moments, il y avait jusqu'à 70 mouvements respiratoires par minute, puis brusquement le chiffre s'abaissait, pour s'élever ensuite de nouveau quelques instants après. Le pouls augmentait de fréquence sans que pour cela il y eût de la chaleur à la peau, excepté pendant l'agitation, auquel cas elle se couvrait de sueur.

La mort arriva le quinzième jour après l'entrée du malade à l'hôpital.

Autopsie. — On ne trouva aucune lésion dans les deux poumons, le cœur et le tube digestif. Les plaques de Peyer et les follicules isolés de l'intestin étaient sains. Le cerveau était pâle et contenait un peu de sérosité dans les ventricules. La protubérance annulaire offrait çà et là un petit pointillé rougeâtre, et l'examen microscopique pratiqué par M. Hayem faisait découvrir un léger ramollissement.

Les deux reins présentaient de graves altérations : le droit était considérablement atrophié et mesurait à peine 5 à 6 centimètres de longueur et 3 à 4 de largeur ; la capsule surrénale était augmentée de volume ; le rein gauche était hypertrophié ; il présentait à l'œil nu le mélange d'injection et de teinte jaunâtre qui caractérise la néphrite albumineuse. Le microscope montrait les canalicules sécreteurs remplis de cellules épithéliales en dégénérescence granulo-graisseuse.

Cette observation est intéressante à plus d'un point de vue. Remarquons tout d'abord la marche insidieuse de la maladie qui, selon toute probabilité, due aux excès alcooliques qu'avait faits cet homme, existait certainement depuis longtemps déjà quand se sont manifestés les premiers symptômes. De plus, jamais on ne constata chez lui la présence d'œdème, et malgré l'affection rénale dont il était atteint, sa santé semblait bonne et lui permettait de vaquer à ses occupations, quand avec un changement dans le caractère apparut de la dyspnée se montrant surtout sous forme d'accès et accompagnée de céphalalgie, et bientôt de vomissements bilieux. On avait donc affaire ici à un cas dont les premières manifestations étaient les unes telle que la dyspnée sans phénomènes stéthoscopiques, si insolites, les autres, comme la céphalalgie et les vomissements de cause tellement variable que tout d'abord le diagnostic s'égara. En effet, on pensa, comme M. le Dr Hérard le dit lui-même, à un embarras gastrique bilieux, ou mieux en tenant compte de la longue durée de certains phénomènes, à une affection cérébrale, une tumeur, par exemple, siégeant à la base du cerveau ; aussi, ce ne fut qu'après l'examen des urines où l'on constata la présence d'une grande quantité d'albumine, que l'on put rejeter les hypothèses précédentes pour s'arrêter à l'idée d'accidents urémiques, idée que l'autopsie devait démontrer comme juste.

Le cas que nous venons de citer ne doit pas à notre avis laisser de doute dans l'esprit et doit être considéré comme un cas de néphrite latente dont une des premières manifestations, pour ne pas dire la première, fut la dyspnée d'origine urémique.

Une seconde observation que nous avons trouvée également dans les mémoires de la Société médicale des hôpitaux et rapportée par M. le Dr Dumontpallier nous paraît tout aussi convaincante.

Observation II. — L'homme qui en fait le sujet était âgé de 39 ans. Il avait toujours été assez bien portant, cependant, depuis 2 ans environ, il se plaignait de fatigue et de moins de facilité pour le travail. De temps en temps il accusait de la céphalalgie.

Il convient de faire remarquer que cet homme était surchargé de travail. Quoi qu'il en soit, il allait toujours et faisait face à toutes les exigences de son existence.

Dans le mois de décembre 1866 il eut, disait-il, un peu de grippe, et le 25 décembre il se préparait à reprendre sa vie active, lorsque tout à coup il ressentit de la gêne dans la respiration. L'examen de la poitrine, fait plusieurs fois et avec le plus grand soin par M. le docteur Homolle, ne rendait point compte de la gêne de la respiration. En même temps, l'appétit disparaissait et le malade ne ressentait point de soif trop vive. Le pouls n'était point accéléré, il était petit, il n'y avait point de fièvre, point de trouble du côté du ventre.

La céphalalgie, l'inappétence et surtout la persistance de ces symptômes donnèrent à penser vers le cinquième jour que le malade était peut-être au début d'une fièvre muqueuse à forme thoracique.

Mais, le même jour, le malade se plaignit de ne rendre que très-peu d'urines, à peu près 20 à 30 grammes en 24 heures. Examinées aussitôt, on trouva que les urines renfermaient une grande quantité d'albumine. En même temps on constatait un peu d'œdème des pieds, des mains et de la région lombaire.

Antérieurement, il n'y avait jamais eu d'œdème.

A partir du sixième jour, la dyspnée continue ; elle est bien plus marquée que précédemment et elle se montre sous forme de paroxysmes bien pénibles. Le malade tout à coup, et cela plusieurs fois par jour, était pris d'accès de dyspnée extrême ; il se jetait à bas de son lit, gagnait son fauteuil et craignait de mourir asphyxié. La veille de sa mort, le malade eut dans la journée un accès d'orthopnée tel que ceux qui l'entouraient crurent qu'il allait mourir. La voix était entrecoupée, les yeux saillants, le visage d'une pâleur extrême.

Cependant l'accès diminua et cela rapidement, puis le calme revint pour quelques heures. Dans la nuit, il y eut encore quelques accès de dyspnée, mais moins intenses, et le matin vers 11 heures, sans délire, sans coma, mais seulement avec de la faiblesse de la vue et de l'ouïe, le malade mourut assis dans son fauteuil.

Il fut impossible d'assigner une cause quelconque à la maladie rénale, mais la mère du malade, âgée de 70 ans, est-elle-même albuminurique et a présenté depuis plusieurs années, plusieurs des formes de l'intoxication urémique.

Quoique dans le cas présent l'autopsie n'ait pas eu lieu, nous croyons cependant qu'il n'est pas possible d'hésiter sur le diagnostic, et nous considérons comme parfaitement juste l'opinion de MM. les Drs Homolle et Dumontpallier qui admirent chez ce malade l'existence d'une albuminurie chronique avec lésion rénale se terminant par l'urémie à forme dyspnéique. Comme dans l'observation précédente, la marche insidieuse et le début insolite de la maladie ne permirent de poser le diagnostic qu'après la découverte de l'albumine dans les urines. La dyspnée cette fois fut non seulement le premier, mais aussi le seul symptôme de la maladie ; elle se montra sous forme de paroxysmes, sans cependant s'accompagner de vomissements. Notons que s'il y eut de l'œdème il fut très-léger et n'apparut que peu de jours avant la mort. L'intelligence resta toujours saine.

Peu de temps après que l'attention eût été attirée sur cette variété de néphrites par la publication des deux faits précédents, M. le Dr Féréol communiquait à la Société médicale des hôpitaux une observation de même nature, et que nous allons rapporter en son entier.

Obs. III. — Recueillie par M. Odier, interne des hôpitaux.

Le 8 septembre 1867, à l'hôpital Saint-Louis, entre dans le service de M. le Dr Féréol un homme de taille moyenne, d'apparence robuste, que l'on apporte sur un brancard.

La veille, il aurait eu une forte attaque de convulsions, il avait d'abord perdu connaissance pendant un instant, puis revenant à lui au bout de quelques minutes, il avait eu du délire qui s'était calmé peu après. Là se bornent les renseignements donnés par les personnes qui accompagnent le malade.

A son arrivée, on constate ce qui suit : décubitus dorsal, résolution des quatre membres, facies étonné et un peu immobile rappel à la stupeur coloration un peu violacée des pommettes, des oreilles et du nez, langue pointue, recouverte d'un enduit blanchâtre, peu épais, tandis que les bords et les extrémités sont rosés, un peu collants. Pas d'appétit, un peu de soif, pas de céphalalgie, pas d'étourdissements, pas de bourdonnements d'oreilles. Epistaxis d'un sang foncé. Pas de troubles de la vue. Pupilles assez dilatées.

La respiration est profonde, régulière et donne lieu à un effort, ce qui la rend bruyante et de longue durée, et appréciable à la vue à une grande distance. On compte 28 inspirations par minute. Le malade interrogé apprend qu'il éprouve une gêne excessive à respirer et montre le creux épigastrique au niveau duquel il sent « comme une barre en travers qui l'étreint comme dans un étau. »

La percussion et l'auscultation des organes thoraciques dénotent leur complète intégrité. Absence de toux et d'expectoration. Depuis que le malade est entré, il a eu un vomissement de matières alimentaires mélangées à de la bile.

L'abdomen un peu développé présente quelques gargouillements au niveau de la fosse iliaque droite ainsi qu'un peu de douleur à la pression vers cette région. L'inspection de la peau permet de reconnaître l'existence de petites taches lenticulaires au nombre de trois, isolées, disparaissant par la pression, pour reparaître ensuite, d'une teinte uniforme et siégeant l'une à l'épigastre, la deuxième au niveau de l'hypogastre gauche, la troisième au-dessous de l'ombilic.

Le malade a une diarrhée abondante, colorée, semi-liquide avec un peu de mucus. Il ressent une lassitude générale, de la courbature au niveau des articulations et se plaint surtout de douleurs au niveau de la région rénale. La peau est plutôt fraîche, la température axillaire est de 37,5, les extrémités des pieds, des jambes ainsi que les mains, les avant-bras ont une teinte violacée un peu asphyxique. 84 pulsations.

Le malade paraît avoir son intelligence habituelle, il est cependant concentré en lui-même, ne parle pas à ses voisins, s'occupe peu de ce qui se passe autour de lui et est préoccupé de sa dyspnée qui, dit-il, « loin de s'améliorer va en augmentant, en même temps qu'elle l'engourdit. »

Interrogé sur l'état de sa santé avant son entrée à l'hôpital, il répond qu'il s'est toujours bien porté, mais que depuis 15 jours il est mal à l'aise, et que depuis huit jours il est moins bien, *a de la peine à respirer*, est toujours essoufflé, même quand il reste tranquille, que depuis cinq jours il a de la diarrhée (4 ou 5 selles par jour), qu'il urine moins depuis ce moment et qu'il a vomi une fois chez lui.

9 septembre. 84 pulsations, 23 respirations, 37,5 dans l'aisselle. La dyspnée augmente ; l'épistaxis se renouvelle par moments ; la diarrhée persiste.

Le 10. P. 64. R. 26. Température dans l'aisselle 37,3. Il y a eu peu de sommeil pendant la nuit. Epistaxis, diarrhée, dyspnée persistent. Pas de céphalalgie, pas de troubles de l'intelligence, mais obtusion de tous les sens.

Le 11. P. 76. R. 28. 37,2 dans l'aiselle.

Le 12. P. 76. R. 30. 37,2 dans l'aiselle. Expectoration muqueuse avec stries sanguinolentes ; quelques efforts de toux avec quelques râles sous-crépitants disséminés à la base du thorax en arrière. La douleur lombaire persiste et se prolonge en ceinture en avant. Il y a absence d'appétit, un peu de soif, une langue collante, des lèvres, des gencives fuligineuses et de la cyanose des extrémités. La respiration est devenue plus difficile et nécessite même par moments la position assise dans le lit L'inspiration est très-profonde, prolongée, la bouche étant ouverte et les ailes du nez se projetant fortement en avant. La diarrhée persiste, il n'y a pas d'urine excrétée.

Le 13. P. 76. R. 30. T. 36,8. Même état.

Le 14. P. 70. 36 inspirations par minute. L'asphyxie fait des progrès ; les extremités sont froides et cyanosées. La respiration est devenue très-difficile. Le malade sent, dit-il, « comme un poids sur l'estomac qui augmenterait de plus en plus et qu'il a toujours de la peine à soulever. » Langue, lèvres, gencives sèches, fuligineuses, pas de céphalalgie, pas de bourdonnements d'oreille ; mais l'ouïe est plus dure, la vue plus faible, le facies toujours stupéfait. Le malade ne repose plus.

Le soir à minuit, accès de convulsions générales qui dure quelques minutes et disparaît ensuite. Après cette crise, il respire un peu mieux ; les selles se suppriment.

Le 15 au matin. P. 91. R. 39. T. 36. Refroidissement de la peau. Dyspnée excessive. Intelligence intacte. Hémorrhagies nasales, pulmonaires. La plaie d'un vésicatoire placé sur l'épigastre donne issue au sang. A l'auscultation quelques râles sous-crépitants épars à la base et en arrière du thorax.

A 9 heures, convulsions analogues aux précédentes suivies de coma. A minuit le malade expire.

Autopsie faite le 17 septembre à 10 heures du matin.

Raideur cadavérique, putréfaction déjà avancée, malgré une température peu élevée.

Tête. La dure-mère présente une arborisation manifeste au niveau des parties latérales.

La pie-mère est tendue sur les circonvolutions qui paraissent comprimées. On voit par transparence les vaisseaux dont le volume est plus grand ; ils sont gorgés de sang, ce qui permet de constater une arborisation très-fine des capillaires et même de la suffusion sanguine.

Le cerveau enlevé laisse voir la base aussi congestionnée que la partie supérieure.

On enlève facilement la pie-mère, ce qui permet de voir qu'entre cette membrane et la substance cérébrale, il y a de la sérosité répandue, Il y a cependant par places, et surtout au fond des circonvolutions, une adhérence plus forte de cette tunique vasculaire, en même temps que de la fragilité. On la déchire en l'enlevant, et la substance grise y reste parfaitement adhérente.

Au niveau de la face antérieure du bulbe rachidien, et sur la protubérance annulaire la pie-mère est adhérente plus que partout ailleurs, elle se déchire en petits lambeaux. La substance cérébrale présente à ce niveau un ramollissement notable, très-superficiel et limité à ces deux portions de l'encéphale.

Les ventricules ne renferment point de liquide. La substance blanche est partout ailleurs consistante. Les sinus sont gorgés d'un sang brun.

Thorax. Les poumons sont congestionnés. Le cœur est anémié, flasque, recouvert de plaques laiteuses à sa face antérieure. Le ventricule droit est plutôt dilaté et ses parois sont amincies ; les orifices sont intacts ; il y a des caillots abondants.

Abdomen. Les intestins sont violacés, on y voit une injection capillaire uniforme avec des suffusions sanguines par places.

Le tube digestif est incisé depuis l'œsophage jusqu'à l'anus, on y fait passer un courant d'eau. On voit alors une injection capillaire, tantôt arborisée, tantôt ponctuée avec des suffusions sanguines jusqu'au niveau de la valvule de Bauhin.

La muqueuse est tomenteuse, un peu épaissie, d'une couleur foncée, adhérente, friable. Des *ulcérations* nombreuses existent surtout dans la première moitié de l'intestin grêle. Chacune d'elles est le siége d'une injection capillaire périphérique assez forte; elles sont au nombre de plus de vingt. Leur forme est généralement arrondie, leur grandeur varie de 0,001 à 0,01 centimètre; elles sont plus ou moins profondes, selon qu'elles intéressent la muqueuse seule ou les couches subjacentes. L'une d'entre elles avait gagné la tunique séreuse sans toutefois la perforer. Elles siégeaient aussi bien au bord libre qu'au bord adhérent de l'intestin, Elles n'avaient pas de siége de prédilection.

La deuxième partie de l'intestin grêle présentait tout au plus cinq ou six ulcérations, petites, superficielles. La dernière observée siégeait à 10 centimètres de la valvule iléo-cœcale.

Le *gros intestin* était sain.

L'*estomac* présentait la même teinte foncée que l'intestin grêle. La muqueuse au niveau du grand cul-de-sac surtout était tomenteuse, violacée, ramollie. Il n'y avait point d'ulcération, non plus que dans le tiers inférieur de l'œsophage.

Le *pancréas* avait conservé son volume, sa consistance, mais il était d'un brun foncé.

La *rate* et le *foie* paraissaient sains, quoique ce dernier organe fut un peu congestionné.

Les ganglions mésentériques étaient un peu plus gros et plus foncés que d'habitude.

Organes urinaires. — La *vessie* ne renfermait point d'urine.

Les *uretères* étaient libres dans toute leur étendue.

Les *reins* enlevés paraissaient un peu plus volumineux et plus pesants qu'à l'ordinaire; ils avaient conservé leur forme habituelle, leur coloration et leur consistance. La capsule s'enlevait facilement et laissait voir une substance corticale plus foncée par places, mais plus claire dans d'autres. On eût dit des îlots saumâtres sur un fond un peu jaune, à gauche, tandis que c'était l'inverse sur le rein droit.

A la coupe du *rein gauche*, on est frappé de la décoloration des tissus, de leur aspect jaunâtre et grenu. La substance corticale est complètemen transformée en un tissu jaunâtre d'apparence graisseuse. La substance médullaire elle-même paraît comprimée par la précédente et présente aussi des plaques jaunes, en sorte qu'il ne reste en définitive que fort peu de tissu rénal sain.

Les calices et les bassinets sont injectés.

Le *rein droit* incisé dans toute son étendue a une coloration de la substance périphérique jaune par places. On peut encore distinguer quelques parties où la substance normale apparaît, dans les points envahis la structure d'apparence graisseuse est uniforme, la partie centrale est plus foncée et ne présente qu'une bande de substance jaune occupant toute la longueur de l'organe et d'un demi-centimètre de largeur. Cette portion médullaire paraît également comprimée par le développement de la position corticale.

Examinée au microscope, on trouve que cette substance jaune est constituée par des tubes urinifères ayant commencé à subir la régression graisseuse.

L'autopsie ne peut laisser ici un seul instant de doute sur l'existence d'une maladie de Bright, et, du reste, en rapprochant l'ensemble des symptômes observés pendant la vie des lésions trouvées après la mort, on ne peut s'empêcher d'établir entre les premiers et les seconds un rapport de subordination pathogénique et partant de mettre en cause l'état du rein, d'autant plus que les résultats de l'autopsie ne permettent pas d'admettre l'existence d'une fièvre typhoïde pour rendre compte des phénomènes. D'un autre côté, les altérations qui siégeaient du côté de l'intestin grêle sont parfaitement en rapport avec l'existence chez ce malade de l'intoxication urémique et viennent la démontrer. Aujourd'hui, en effet, de nombreuses expériences ont établi que l'urée en excès dans le sang s'élimine par diverses voies et particulièrement par la muqueuse du tube digestif où elle produit diverses lésions telles que congestions, ulcérations.

Remarquons que chez le malade de M. le Dr Féréol ce fut encore la dyspnée qui se manifesta en premier lieu et qu'elle s'accompagna de vomissements alimentaires et bilieux. Jamais il n'y eut d'œdème et l'intelligence demeura intacte.

Nous avons observé nous-même deux cas analogues aux précédents. Voici le premier.

Observation IV (personnelle). — Le nommé Lar, âgé de 45 ans, dessinateur, entre le 12 février 1877 à l'hôpital de la Pitié, dans le service de M. le Dr Dumontpallier.

Interrogé sur ses antécédents, ce malade dit avoir eu la variole à l'âge de 4 ans et une pneumonie à 25 ans. Sauf cela, sa santé avait toujours été bonne, quand vers l'année 1875, il s'aperçut que ses forces avaient diminué; il lui semblait que sa santé s'était altérée, sans qu'il pût en attribuer la cause à quoi que ce soit. Cependant, il continuait à vaquer à ses occupations sans observer rien de particulier chez lui, quand au commencement du mois de décembre 1876, il fut atteint presque tout à coup d'une oppression assez forte pour l'obliger à interrompre son travail; en même temps, il remarquait que la faiblesse qu'il éprouvait déjà antérieurement, avait considérablement accru. Ce fut aussi vers la même époque qu'il s'aperçut que ses urines étaient moins abondantes qu'à l'ordinaire.

Le malade n'attachait pas une grande importance à l'apparition de ces divers phénomènes, aussi, comme la dyspnée persistait, sans toutefois s'aggraver, il se contenta de garder le repos. Les choses en étaient là, quand vers la fin de janvier, pour la première fois, il observa que ses membres inférieurs étaient légèrement œdématiés. Cet œdème existait déjà depuis quelques jours, quand, subitement, le 6 février, il fut pris d'une violente angoisse, la dyspnée était extrême et le malade dit, qu'à chaque instant, il craignait de mourir asphyxié. Ces accès de suffocation qui, d'après ce qu'il rapporte, s'accompagnèrent plusieurs fois de vomissements bilieux, se renouvelèrent chaque jour, en devenant chaque fois plus intenses, en même temps, l'œdème augmentait considérablement et le malade voyant que son état s'aggravait de plus en plus, se décida à entrer à l'hôpital.

Nous constatons chez cet homme, un état asphyxique très-marqué ; la face est pâle, anxieuse, les lèvres bleuâtres, les traits sont tirés. Pouls 88, petit, à peine perceptible. La dyspnée est extrême (35 à 40 respirations par minute) et empêche le malade de parler. L'inspiration est bruyante et s'accompagne de quelques râles trachéaux et de temps en temps, d'accès de toux. Les membres inférieurs sont considérablement œdématiés, le membre supérieur gauche l'est légèrement.

A l'auscultation, on entend dans la poitrine, des râles ronflants et sibilants, et aux deux bases en arrière, quelques râles sous-crépitants. A la percussion, il n'y a pas de matité. Les battements cardiaques sont précipités, tumultueux, mais ne s'accompagnent d'aucun souffle. Les phénomènes stéthoscopiques ne sont pas du tout en rapport avec la dyspnée qu'éprouve le malade.

A la percussion, on ne constate pas d'augmentation de volume du foie. La région des reins n'est pas douloureuse à la pression. Les selles sont rares, les urines peu abondantes (à peine un demi-litre en vingt-quatre heures). L'intelligence est saine, mais le malade se plaint de céphalalgie, d'insomnie. L'examen des urines fait au moyen de la chaleur et de l'acide azotique, permet de constater la présence d'une quantité considérable d'albumine. Cette découverte vient immédiatement éclairer le diagnostic, en nous permettant de rapporter à l'urémie tous les accidents respiratoires dont nous n'avions pas pu, jusqu'ici, trouver la cause. Quant à la néphrite, nous ne pouvons rien trouver dans les antécédents de cet homme (alcoolisme, syphilis), qui nous en explique l'apparition. Notons toutefois qu'il dit avoir eu un frère qui est mort, il y a quelques années, avec les jambes et la face enflées.

Les 13 et 14. L'état du malade ne s'améliore pas, la dyspnée augmente de plus en plus, à tel point qu'il lui est complètement impossible de rester couché, il est alors obligé de passer la nuit dans un fauteuil. Cependant, les phénomènes stéthoscopiques qui existaient du côté de la poitrine les jours précédents, ne sont pas devenus plus marqués. Pas de fièvre.

Le 15. La dyspnée a peut-être un peu diminué, les accès se répètent moins fréquemment ; mais l'œdème a fait des progrès et s'étend aujourd'hui à presque tout le corps.

Les 16 et 17. La dyspnée persiste toujours sous forme d'accès. Les urines ne sont pas plus abondantes que précédemment, et renferment la même proportion d'albumine. La quantité d'urée est très-faible (8 grammes par litre). quoique la sécrétion urinaire ne soit que d'un demi-litre. Les facultés intellectuelles sont affaiblies. Nous n'avons jamais constaté la présence de l'expiration ammoniacale.

Le 18. Le malade, après avoir présenté un peu de délire la nuit, succombe le matin aux progrès ds l'asphyxie.

Autopsie faite le 19, vingt-quatre heures après la mort.

Reins. — Ils sont considérablement diminués de volume. Le rein droit pèse 55 gr. et le gauche 75. La capsule épaissie, plus adhérente qu'à l'état normal, soulève, en emportant avec elle des parcelles de tissu rénal. La surface du rein ainsi dépouillée, est granuleuse, on y voit de petites granulations gris blanchâtre du volume d'un grain de millet, entourées de tractus rosés. Il n'est guère possible de reconnaître les étoiles veineuses. Le tissu rénal est d'une consistance ferme, dure, résistante et criant sous le scalpel.

A la coupe, le rein est pâle, anémié, la substance corticale a disparu. Les pyramides de Malpighi sont très-petites, atrophiées, réduites de moitié en certains points ; elles semblent remplacées par des masses grisâtres sans apparence tubulée, on dirait que le tissu altéré des colonnes de Bertin a comprimé, remplacé les pyramides de Malpighi.

Rate. — Très-petite, elle pèse 125 gr. La capsule est épaissie à la coupe, on constate que le tissu de l'organe est plus dur et plus résistant qu'à l'état normal, et que les tractus fibreux formant les cloisons sont hypertrophiés.

Le *foie* est normal, peut-être un peu graisseux.

Les *poumons* présentent un peu de congestion hypostatique des deux côtés et à la base. On constate quelques adhérences pleurales principalement à droite. A la coupe de l'organe, il s'écoule du sang noir en assez grande quantité.

Le *cœur* est hypertrophié, mais ne présente aucune lésion valvulaire. On-

trouve dans l'oreillette gauche, quelques petits caillots fibrineux. La surface interne du péricarde est rouge, injectée surtout à la partie postérieure où quelques adhérences assez légères l'unissent au cœur. Il n'y a pas de liquide.

Cerveau. — Pas d'épanchement séreux. La pie-mère est un peu épaissie, surtout au niveau de la scissure de Sylvius; elle ne présente pas d'adhérence avec la pulpe cérébrale.

La dyspnée a encore été ici le symptôme initial de la maladie et, comme dans les cas précédents, elle s'est accompagnée de vomissements et s'est montrée sous forme d'accès; mais, contrairement à ce que nous avons vu jusqu'ici, le malade a présenté un œdème notable qui s'est étendu même aux poumons, mais sans pouvoir suffire à lui seul à produire la dyspnée dont se plaignait le malade.

La seconde observation que nous avons prise, concerne également un malade que nous avons vu dans le service de M. le Dr Dumontpallier.

Observation V (personnelle). — Le nommé P... Ernest, âgé de 46 ans, entre le 3 avril 1877, à l'hôpital de la Pitié.

Ce malade dit avoir toujours eu une bonne santé jusqu'en 1870, époque à laquelle il contracta la petite vérole. Depuis ce moment, il s'est toujours bien porté jusqu'au mois de mars 1876, où il fut atteint d'une pneumonie qui guérit rapidement. Il dit n'avoir jamais eu aucun accident syphilitique, mais il avoue parfaitement que depuis longtemps déjà, il se livre à des excès alcooliques. Il boit de préférence, de l'eau-de-vie, surtout le matin et à jeun, et en quantité assez considérable.

Il ne peut nous préciser d'une manière exacte, l'époque à laquelle a débuté sa maladie, mais certainement, dit-il, elle ne remonte pas à plus de deux mois. Sur la manière dont elle a commencé, il est plus explicite, et il affirme d'une façon catégorique, que le premier symptôme qui a attiré son attention, est la difficulté qu'il éprouvait à respirer, et cela, de temps en temps, sans que rien pût lui faire prévoir que la dyspnée allait survenir. Il prétend n'avoir jamais eu de douleurs lombaires, et au moment où, pour la première fois, ont apparu les troubles respiratoires, il n'a pas remarqué qu'il eût les jambes enflées, que ses paupières fussent plus grosses qu'à l'ordinaire et que le matin, à son réveil, il lui fût plus difficile que de coutume, d'ouvrir et de fermer les yeux.

Ce ne fut que dans les derniers jours du mois de mars, peu de temps, par conséquent, avant son entrée à l'hôpital, alors que la dyspnée était déjà devenue extrême, qu'il remarqua de l'œdème aux membres inférieurs, œdème qui, bientôt se généralisa.

Cet homme a le teint pâle, la figure abattue, les lèvres cyanosées, les extrémités sont froides et présentent une teinte asphyxique, il ne peut parler que difficilement, tellement l'oppression est considérable. Il offre un œdème marqué des membres inférieurs, ainsi que des parois abdominales. Le visage est légèrement bouffi. Pas de fièvre.

A l'auscultation, on ne trouve rien au cœur ni dans la poitrine, qui puisse rendre compte de la dyspnée qu'éprouve ce malade. La respiration s'entend parfaitement dans toute la hauteur des deux poumons, sans que l'oreille puisse saisir aucun râle; quant aux battements du cœur, ils sont normaux, mais moins bien frappés qu'à l'ordinaire. Le pouls est fréquent, faible, mais n'offre ni irrégularités, ni intermittences.

Le foie et la rate ne présentent pas d'augmentation de volume notable, il n'y a pas d'ascite ou du moins, s'il en existe, il y en a peu, car l'œdème des parois abdominales ne permet pas de se prononcer avec certitude.

Jamais ce malade n'a eu de vomissements ni de diarrhée.

L'intelligence chez lui paraît intacte, la vue seule, dit-il, semble s'être affaiblie depuis, quelques jours, surtout depuis l'apparition de l'œdème.

Il n'y avait pas d'expiration ammoniacale.

Les urines qui étaient en minime quantité. renfermaient beaucoup d'albumine.

4 avril. L'état est le même. Il a eu, hier soir, un accès de dyspnée qui l'a beaucoup effrayé. Pendant les vingt-quatre heures, il n'a uriné qu'un demi litre. Examinées avec l'appareil Regnard, ces urines ne renferment que 12 gr. d'urée par litre.

Le 5. La dyspnée n'a fait que s'accroître, l'état général s'est aggravé. La quantité d'urines est la même que la veille, c'est-à-dire un demi-litre. On trouve aujourd'hui, 5 gr, d'urée par litre.

Le malade, voyant que le mal empire de plus en plus, sort de l'hôpital dans la journée.

Quoique les lésions n'aient pas été constatées à l'autopsie, le diagnostic n'en est pas moins certain, et nous pensons que par suite du mode de début et de la marche de la maladie, cette observation offre le plus grand intérêt.

Nous devons le dernier cas de dyspnée urémique dans la néphrite latente que nous avons pu recueillir, à l'obligeance de M. le Dr Dumontpallier.

Observation VI (inédite). — M. X..., âgé de 50 ans, avocat distingué du barreau de Paris, avait toujours eu une santé excellente. Cependant, surchargé de travail, il avait, à plusieurs reprises différentes, pendant les dernières années, éprouvé une lassitude extrême qui disparaissait aussitôt après un court séjour à la campagne, loin des affaires ; il se plaignait en même temps de ressentir parfois dans les mollets, des crampes assez douloureuses. L'intelligence n'avait subi aucune atteinte et avait conservé toute sa netteté.

Dans l'intervalle des deux dernières années qui précédèrent le début de la maladie, il eut, à deux reprises différentes, une épistaxis très-abondante, la dernière, surtout, qui nécessita le tamponnement. Néanmoins, sa santé paraissait excellente en apparence, du moins, et il continuait à vaquer à ses occupations avec la même activité, quand, dans le courant du mois de ma 1876, il fut pris un jour pendant qu'il marchait vite, d'une dyspnée subite et assez forte pour l'obliger à rentrer chez lui.

Comme cette dyspnée, bien loin de diminuer par le repos, ne faisait, au contraire, qu'augmenter, le malade fit appeler MM. les Drs Herard et Dumontpallier.

Le cœur et les organes respiratoires présentaient l'intégrité la plus parfaite. Il n'y avait pas trace d'œdème aux jambes ni au visage, et le malade affirmait n'en avoir jamais eu, mais les urines dont la quantité aurait toujours été normale, renfermaient une quantité considérable d'albumine. MM. les Drs Herard et Dumontpallier, furent alors d'avis de rapporter à l'urémie, les symptômes qui se manifestaient du côté des organes de la respiration. Pas de fièvre.

Les jours suivants, la dyspnée ne s'améliora pas, elle était à peu près continue, et de temps à autre, elle augmentait tout à coup sans cause appréciable. Malgré cela, l'intelligence était restée parfaitement saine et permettait au malade de continuer à traiter encore quelques affaires avec la même lucidité d'esprit qu'autrefois, quand, dans le mois de juillet, quinze jours après le début de la dyspnée, le malade perdit subitement connaissance, et présenta une hémiplégie complète du côté gauche. Il mourut deux jours après, sans avoir jamais eu la moindre trace d'œdème.

Cette observation est intéressante par suite de l'analogie qu'elle présente avec celles que nous avons déjà citées et parce que la dyspnée a été le seul symptôme jusqu'au moment où la mort est survenue par hémorrhagie cérébrale. De plus, quand elle est apparue pour la première fois, elle n'avait été précédée par aucun symptôme prémonitoire, quel qu'il fût. Notons qu'ici, comme dans tous les cas que nous avons rapporté, l'intelligence n'a jamais subi aucune atteinte.

Les observations que nous venons de citer, et qui sont au nombre de sept, en comprenant celle que nous avons prise dans la thèse de M. le Dr Piberet, ne sont certes pas suffisantes pour qu'il nous soit permis d'établir avec certitude et d'une manière définitive, les caractères et la marche de la dyspnée urémique dans la variété de néphrite où nous l'avons observée. Cependant, nous croyons pouvoir en tirer quelques enseignements qui offrent un certain intérêt et qui serviront, nous en avons l'espérance, à mettre sur la voie du diagnostic dans bien des circonstances.

Tout d'abord, nous pensons que les faits rapportés plus haut, établissent assez l'existence de la dyspnée urémique primitive dans la néphrite latente, pour qu'on ne puisse plus maintenant la mettre en doute; car, si les observations sur lesquelles nous nous appuyons sont peu nombreuses, elles sont du moins concluantes, et pour quelques-unes d'entre elles, l'autorité des personnes auxquelles nous les avons empruntées permet d'y ajouter la foi la plus entière. Du reste, il n'est pas étonnant que nous n'ayons pu recueillir que quelques exemples relatifs à cette affection, car, si comme la plupart des auteurs s'accordent à le dire, la dyspnée est la manifestation la plus rare de l'urémie, il est bien évident que les cas où cette dyspnée se présentera comme symptôme initial d'une néphrite latente seront encore bien moins fréquents.

Malgré la rareté de cette affection, nous pensons qu'il importe beaucoup au médecin d'avoir l'attention éveillée sur les faits de ce genre qui peuvent se présenter à lui, car s'il ignore cette forme larvée de l'urémie, cette urémie aiguë latente, comme l'appelle M. le professeur Hirtz (1), rassuré après un examen minutieux, sur l'état du poumon et du cœur, il ne voit dans cette dyspnée qu'un phénomène nerveux sans grande signification et ne se rendant pas compte du danger souvent immédiat auquel est exposé le malade, il manifeste une confiance, à laquelle les faits malheureusement viennent peu de temps après donner le démenti le plus éclatant.

Il importe tout d'abord de ne pas confondre cette dyspnée avec celle que l'on rencontre habituellement dans le mal de Bright, dyspnée qui peut être une des premières manifestations de la maladie et qui tient ordinairement à un œdème pulmonaire assez notable. L'examen des organes respiratoires suffira toujours à écarter cette cause d'erreur et, du reste, la marche lente, continue, progressive de cette dyspnée et l'absence de paroxysmes ne permettront jamais de la confondre avec celle qui survient sous l'influence de l'urémie et dont un des principaux caractères est de pouvoir se dissiper aussi rapidement qu'elle s'établit Cependant, il pourra se présenter certains cas, où la dyspnée d'origine purement nerveuse tout d'abord, comme chez les malades cités dans nos observations III et IV, pourra être occasionnée

(1) Hirtz. Leç. clin faites à Strasbourg, nov. 1864.

ensuite, en partie du moins, par des lésions pulmonaires facilement reconnaissables et qui pourraient induire en erreur, mais dans ces circonstances encore, la disproportion énorme qui existe entre les signes physiques thoraciques qui sont peu marqués et les phénomènes fournis par une dyspnée intense, indiquent suffisamment quelle est la principale cause de la difficulté de la respiration. Notre regretté maître, M. le professeur Béhier (1), dans le cours de la maladie à laquelle il a succombé, a présenté un exemple remarquable de ce genre de dyspnée; il en a rendu compte dans ses cliniques, et après avoir rapporté le fait, il termine ainsi : « Si dans ce cas spécial les lésions anatomiques du poumon avaient été en rapport avec les troubles fonctionnels subis par cet organe, à coup sûr celui qui vous parle ne serait plus là pour vous faire ce récit. »

On devra distinguer également la dyspnée urémique primitive de celle qui survient subitement aussi et qui est consécutive à l'œdème des replis aryténo-épiglottiques. Cette affection, d'ailleurs, doit être fort rare, puisque sur 240 cas relevés par Frerichs, 2 fois seulement la mort fut due à un œdème de la glotte. Disons toutefois, que dans certaines circonstances où la dyspnée urémique se présente avec une inspiration bruyante, sifflante, croupale, comme l'ont constaté Christison, Wilks et M. le professeur Sée, il est difficile de ne pas croire tout d'abord à une affection du larynx. Deux fois même, au dire de Christison, l'erreur fut commise et la

(1) Behier, Leç. clin. sur l'urémie, faites à l'Hôtel-Dieu, mai 1873.

trachéotomie fut pratiquée. Nous avons nous-même rapporté un fait de ce genre dû à M. le Dr Piberet.

Mais l'affection qui présente la plus grande analogie avec la dyspnée urémique est certainement l'asthme. Les anciens auteurs avaient déjà été frappés de cette ressemblance, comme en fait foi la citation que nous avons empruntée à Blaes et que nous avons rapportée plus haut. Cependant nous croyons que tout médecin attentif évitera facilement la confusion entre ces deux maladies, car la dyspnée urémique présente des caractères particuliers remarquables qui n'existent pas dans l'asthme. Nous allons chercher à les établir en nous appuyant sur les faits que nous avons trouvés dans les auteurs ou que nous avons observés nous-même.

C'est brusquement, brutalement, comme le disait M. le professeur Béhier, que survient le plus souvent la dyspnée urémique. Tout d'un coup et sans cause aucune, un individu qui semblait bien portant jusqu'ici, respire avec difficulté, cette gêne augmente bientôt et peut aller jusqu'à une orthopnée formidable ; cependant, la plèvre et le poumon, pas plus que le cœur, ne donnent aucun signe stéthoscopique, et à l'auscultation, on constate seulement la faiblesse du murmure vésiculaire. Les phénomènes dyspnéiques continuent, l'anxiété s'accroit encore, la respiration s'accélère de plus en plus, elle est incomplète et les mouvements respiratoires peu développés, semblent enrayés par une contraction imparfaite du diaphragme (Pihan-Dufeillay). Quelques auteurs, dans ces circonstances, au lieu de l'accélération, ont vu la lenteur de la respiration qui peut descendre, d'après M. Piberet, à 14 et même à 7 inspirations par minute ;

M. le professeur Sée insiste sur ce signe et le croit fréquent; pour nous, nous ne l'avons pas rencontré.

Ce premier accès peut se terminer par la mort. Mais pendant que ces phénomènes se passent du côté des organes respiratoires, on peut observer d'autres faits très-importants. Le pouls devient fréquent, mais il n'y a pas de fièvre, l'apyrexie est complète, malgré la gravité des accidents, le malade n'éprouve aucune douleur, il n'y a aucune altération de l'intelligence; c'est du moins ce qui s'est passé dans tous les cas que nous avons observés. Quant à l'œdème, il n'existe pas ordinairement, puisque sur six cas nous ne l'avons trouvé que deux fois. Tout consiste donc dans une dyspnée intense, dont le principal caractère est d'apparaître sous forme d'accès qui surviennent subitement, disparaissent de même, laissant dans leur intervalle le malade en assez bon état de santé. Ainsi les choses se sont passées dans les six observations que nous relatons. Cette dyspnée, du reste, offre souvent, comme l'a fait remarquer M. le Dr Lancereaux, un autre caractère particulier, c'est qu'elle est accompagnée ou suivie contrairement à ce qui se passe dans l'asthme ordinaire de vomissements alimentaires et bilieux. Quatre fois sur six, les malades dont nous avons parlé ont présenté ce phénomène.

Nous l'avons déjà dit le premier accès peut être mortel. Ajoutons, en passant, que cette forme foudroyante de l'urémie est fort importante à connaître au point de vue médico-légal. En effet, ces accidents terribles, cette mort rapide, peuvent donner lieu à des soupçons d'empoisonnement. M. le Dr Fournier rapporte à ce sujet une observation des plus remarquables (thèse d'agrégation,

1863). Mais ordinairement, les choses ne se passent pas ainsi, le dénouement n'est pas aussi brusque et, au bout de peu de temps, la dyspnée cesse tout à coup; l'accès étant alors terminé, tout rentre dans l'ordre. Quelquefois cependant, notre observation IV le prouve, le malade conserve dans l'intervalle des accès une légère dyspnée. Chaque jour il est en proie à de nouvelles crises qui sont plus ou moins fréquentes et finissent par amener la mort, si le malade n'est pas emporté par une autre complication de la néphrite, comme nous en avons rapporté un exemple dans notre observation VI.

Il peut arriver aussi qu'une dypsnée continue, mais peu intense, existait déjà depuis quelques jours quand s'est manifesté le premier accès.

D'après le tableau, bien imparfait il est vrai, que nous venons de tracer de la dyspnée urémique primitive dans la néphrite latente, nous pensons qu'en tenant compte des caractères particuliers qu'elle présente, il sera facile, sinon d'en faire immédiatement le diagnostic, mais du moins d'avoir de suite des présomptions suffisantes pour que le médecin puisse trancher aussitôt la difficulté en ayant recours à l'examen des urines.

Il est d'autant plus important que le diagnostic soit vite porté, que certainement de tous les accidents qui peuvent résulter de la néphrite, la suffocation due à l'urémie est une des manifestations le plus rapidement funeste. En effet, si nous voulons nous baser sur les faits que nous avons rapportés, nous pouvons considérer l'issue de cette terrible maladie comme irrévocablement fatale puisque sur six cas, cinq, nous l'avons vu, se sont terminés par la mort et que le sixième a rapport à un malade qui, lorsque nous l'avons perdu de vue, était dans un état de santé qui ne pouvait que se terminer à échéance très-courte par la mort. Toutefois, nous ne prétendons point que, malgré leur extrême gravité, ces phénomènes soient fatalement mortels; il est même probable que, parmi les faits de cette nature, les plus saillants ont seuls frappé l'attention des observateurs, si bien que beaucoup d'accidents de ce genre ont pu exister et demeurer inaperçus en raison de la légèreté de leurs symptômes ou de l'incertitude de leurs caractères.

Pendant le cours de notre thèse, nous avons indifféremment attribué les accidents urémiques à l'une quelconque des formes de la néphrite, c'est que, en effet, parmi les trois cas avec autopsie que nous avons recueillis, deux nous ont présenté de la néphrite parenchymateuse, tandis que dans le troisième cas, nous avons trouvé une néphrite interstitielle qu'il était impossible de méconnaître; il suffit, pour s'en rendre compte, de se reporter à notre observation IV. Ce fait a son importance, puisque d'après les auteurs, M. le professeur Jaccoud (1) entre autres, la forme dyspnéique de l'urémie n'aurait été vue jusqu'ici que dans la néphrite parenchymateuse.

BIBLIOTHÈQUE NATIONALE R.F. IMPRIMÉS

(1) Jaccoud. Clin. de la Charité, 1867, p. 740.

CONCLUSIONS.

1° La dyspnée d'origine urémique peut-être la première manifestation qui vienne dévoiler l'existence d'une néphrite restée jusque-là latente ;

2° Cette dyspnée s'élève quelquefois jusqu'à l'orthopnée la plus intense. Son principal caractère est l'intermittence. Le malade qui en est atteint ne présente jamais de fièvre, ni de douleurs, ni de troubles de l'intelligence. Rarement il y a de l'œdème, et ordinairement elle est accompagnée ou suivie de vomissements ;

3° Elle ne correspond à aucun signe stéthoscopique;

4° Le pronostic est presque toujours fatal ;

5° On peut tout aussi bien la rencontrer dans la néphrite parenchymateuse que dans la néphrite interstitielle.

INDEX BIBLIOGRAPHIQUE

BIBLIOTHÈQUE NATIONALE
RF
IMPRIMÉS

Nous ne voulons pas énumérer ici tous les ouvrages que nous avons consultés, mais seulement ceux qui nous ont offert de l'intérêt au point de vue particulier où nous nous sommes placé.

BARTHOLIN (Th.), Cent. 11, hist. 32, cité par Bonnet. Sepulcretum, t. I.
BLAES cité par Bonnet. Sepulcretum, t. I.
MORGAGNI, Sermo de suppressione urinæ, XLI lettre.
BRIGHT, London 1827. — 18me observation. Guy's hosp. 1840.
GREGORY, The Edimbourg med. and surg. Journal, octobre 1831.
WILSON, Lond. med. gaz, 1833.
MARTIN-SOLON, De l'albuminurie, 1838.
RAYER, Traité des mal. des reins, 1839-1842.
BECQUEREL, Seméiotique des urines, 1841.
PIORRY, Med. clin. 1847.
LASÊGUE, Des accid. célébraux dans la maladie de Bright. Arch. med. 1852.
SCHOTTIN, Arch. de Vierordt, 1853.
PIBERET, Des accid. nerv. dans le cours de la mal. de Bright. Th. Paris 1855.
IMBERT-GOUBEYRE, De l'albumin. puerpérale, mémoire de l'Acad. de méd. de Paris, 1856.
PIHAN-DUFEILLAY, Th. de Paris, 1861.
FOURNIER, De l'urémie, Th. agrég. 1863.
GUBLER, De l'albuminurie dans Dict. sc. méd. 1865.
PATAY, De l'urémie. Th. Paris. 1865.
CHALLAN, Th. Strasbourg, 1865.
HIRTZ, Lec. clin. faites à Strasbourg, nov. 1864. — Gaz. méd. Strasbourg, 1865.
JACCOUD, Cliniq. de la Charité, en 1867.
G. SÉE, Gaz, hebdomad. Janvier 1869.
CORNIL, Th. agrég. Paris 1869.
GRISOLLES, Traité de path. int., t. II.
PARROT, Arch. gen. de méd. 1872.
LANCEREAUX, Art. Rein. Dict. sc. med.
BEHIER, Leç. clin. sur l'urémie faites à l'Hôtel-Dieu, mars 1873.
CHARCOT, Lec. sur les mal. des reins. Progr. méd. 1874.
LECORCHÉ, Traité des mal. des reins. 1875.

Paris. — A. PARENT, imprimeur de la Faculté de Médecine, rue M.-le-Prince, 29-31.

www.ingramcontent.com/pod-product-compliance
Ingram Content Group UK Ltd.
Pitfield, Milton Keynes, MK11 3LW, UK
UKHW020412220726
13923UKWH00004B/1907

9 782019 271244